Atsu Kodjo George Kporvie

# Imunidade, imunomodulação e alguns protocolos experimentais

Atsu Kodjo George Kporvie

# Imunidade, imunomodulação e alguns protocolos experimentais

## A chave para compreender e estudar a imunomodulação

ScienciaScripts

Cover image: www.ingimage.com

This book is a translation from the original published under ISBN 978-620-8-22507-0.

Publisher:
Sciencia Scripts
is a trademark of
Dodo Books Indian Ocean Ltd. and OmniScriptum S.R.L publishing group

120 High Road, East Finchley, London, N2 9ED, United Kingdom
Str. Armeneasca 28/1, office 1, Chisinau MD-2012, Republic of Moldova, Europe
Printed at: see last page
**ISBN: 978-620-8-32723-1**

# PREÂMBULO

Todos os tratamentos médicos implicam efeitos secundários de gravidade variável, uma vez que os sistemas operacionais do corpo estão interligados e são altamente complexos, especialmente o sistema imunitário. Em imunologia, é muito fácil criar um mal ao tentar corrigir outro, pelo que um conhecimento profundo do sistema imunitário é essencial para qualquer pessoa que queira entrar nesta área. É por isso que, através deste livro, queremos ajudar os cientistas a realizar a sua investigação com sabedoria.

Demos um passo em frente, sintetizando os mecanismos moleculares que podem explicar o sistema imunitário e, portanto, causar sérios problemas ao organismo em caso de mau funcionamento. Tentámos escrever não só alguns protocolos experimentais como exemplos para dar algumas ideias de abordagem científica à imunomodulação, mas também uma lista de algumas plantas imunomoduladoras.

Este livro ajudará todos os investigadores em qualquer domínio da vida, porque a imunologia está no "coração" de todos os ramos da fisiologia animal. É, portanto, um dos principais ramos das ciências da vida. É evidente que os sintomas de qualquer doença aparecem quando o sistema de defesa natural está enfraquecido.

O imperativo de conhecer as bases deste sistema deve, pois, preocupar todos os investigadores, pelo que este livro é oportuno e parece ser a solução.

# DEDICAÇÃO

Este livro é dedicado a todos aqueles que trabalham noite e dia para salvaguardar a saúde da palavra viva em paz e no respeito pela dignidade de todo o universo.

# ÍNDICE DE CONTEÚDOS

# ABREVIATURA

AP1: Activator protein 1

APC: Antigen presenting cells

BCR: B cell receptor

DCs: Dendritic cells

CD (3/4/5/8/40/44/80/86): clusters of differentiation (3/4/8/5/40/44/80/86)

cDC: Conventional dendritic cells

ConA: Concanavalin A

COX: Cyclooxygenase

CSF: colony stimulating factor

CTLA-4 : Cytotoxic T lymphocyte antigen-4

DAMPs: Damage-associated molecular patterns

DNA: Deoxyribonucleic Acid

Fc: Fragment crystallizable

FK-506: Tacrolimus

FKBP-12: FK (Fujisawa Kaihatsu) Bending protein

GRE: Glucocorticoid response element

HLA: Human Leukocyte Antigen

HSP: Heat-shock protein

IFN-y: Interferon gamma

IgA/IgD/IgE/IgG/IgM: Immunoglobulin A/D/E/G/M

IL: Interleukin

IMPDH: Inosine-5-monophosphate dehydrogenase

ITAM: Immunoreceptor tyrosine-based activating motif

JAK: Janus activated kinase

LB: B lymphocytes (B cells)

MAPK: Mitogen-activated protein kinase

mTOR: Mammalian target of rapamycin

MHC: Major histocompatibility complex

NF: Nuclear factor

NF-κB: Nuclear factor kappa-light-chain-enhancer of activated B-cells

NF-AT: Nuclear factor of activated T-cells

NK: natural killer

PAMPs: Pathogen-associated molecular patterns

PECAM1: Platelet endothelial cell adhesion molecule 1

PHA: Polyhydroxyalkanoate

PI3: Phosphatidylinositol 3

PNN: Polynuclear neutrophil

PRR: Pattern recognition receptor

PTPN: Tyrosine-protein phosphatase non-receptor

PLWHA: People living with human immunodeficiency virus

RNA: messenger ribonucleic acid

STAT: Signal transduction and activators of transcription

TCGF: T cell growth factor

TCR: T cell receptor

Th1: T -helper 1

Th2: T-helper 2

TLR: Toll-like receptor

TNF: Tumor necrosis factor

Treg: T regulator

ZAP-70: Zeta-associated protein 70

# INTRODUÇÃO

Todos os tratamentos médicos implicam efeitos secundários de gravidade variável, uma vez que os sistemas operacionais do corpo estão interligados e são altamente complexos, especialmente o sistema imunitário. Em imunologia, é muito fácil criar um mal ao tentar corrigir outro, pelo que um conhecimento profundo do sistema imunitário é essencial para qualquer pessoa que queira entrar nesta área. É por isso que, através deste livro, queremos ajudar os cientistas a realizarem a sua investigação com sabedoria.

Demos um passo em frente, sintetizando os mecanismos moleculares que podem explicar o sistema imunitário e, portanto, causar sérios problemas ao organismo em caso de mau funcionamento. Tentámos escrever não só alguns protocolos experimentais como exemplos para dar algumas ideias de abordagem científica à imunomodulação, mas também uma lista de algumas plantas imunomoduladoras.

Este livro ajudará todos os investigadores em qualquer domínio da vida, porque a imunologia está no "coração" de todos os ramos da fisiologia animal. É, portanto, um dos principais ramos das ciências da vida. É evidente que os sintomas de qualquer doença aparecem quando o sistema de defesa natural está enfraquecido.

O imperativo de conhecer as bases deste sistema deve, pois, preocupar todos os investigadores, pelo que este livro é oportuno e parece ser a solução.

# PARTE I: IMUNIDADE E IMUNOMODULAÇÃO

## 1. O sistema imunitário

A resposta imunitária pode ser definida como a ação integrada de mecanismos desenvolvidos pelo organismo para se defender dos elementos nocivos do ambiente. Estes mecanismos são postos em ação pelo sistema imunitário do organismo, tais como: todas as moléculas em solução nos fluidos biológicos e as células que comunicam entre si através de mediadores e receptores. O sistema imunitário tem assim a capacidade de reconhecer agentes estranhos ao organismo, o que implica dois tipos de reação: a resposta inespecífica, natural ou inata, e a resposta específica ou adaptativa (Revillard, 2001; Chatenoud, 2002).

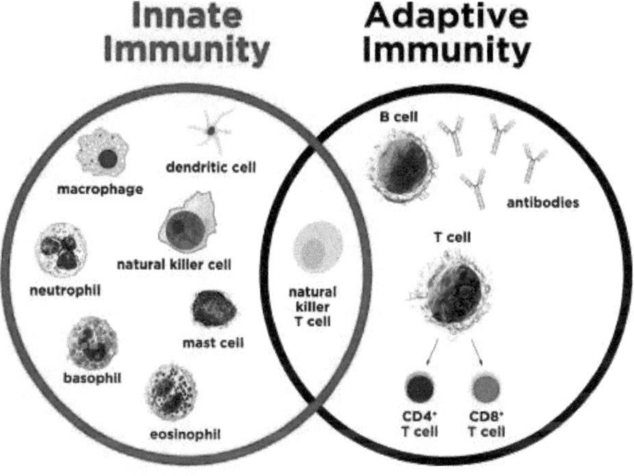


**Figura 1**: Diferença entre imunidade inata e adaptativa Sagar aryal (2022).

### 1.1. Imunidade inata

A imunidade inata ou não específica é caracterizada por uma resposta celular rápida aos microrganismos mais comuns. Inclui também as barreiras naturais entre o corpo e o ambiente externo, como a pele e as membranas mucosas. Esta resposta vai envolver células epiteliais e vasculares, para permitir a secreção de mediadores pró-inflamatórios, mas também células imunitárias especializadas em fagocitose (neutrófilos, macrófagos, células dendríticas), para eliminar as bactérias, bem como as células infectadas (Lacavé-Lapalum, 2013).

A imunidade inata é mobilizada após a deteção de DAMPs (Padrões Moleculares Associados ao Perigo) endógenos e PAMPs (Padrões Moleculares Associados ao Agente Patogénico) exógenos. As células imunitárias inatas reconhecem estes sinais com Receptores de Reconhecimento de Padrões (PRRs) (Mogensen, 2009).

### 1.1.1. Células da imunidade inata

São os leucócitos, também conhecidos como glóbulos brancos. A sua função é eliminar substâncias ou partículas estranhas, fagocitando-as ou lisando-as. Alguns deles podem também desencadear uma resposta imunitária adaptativa, apresentando antigénios aos linfócitos T. Todas elas derivam de uma célula estaminal hematopoiética que se diferencia num progenitor hematopoiético comum localizado na medula óssea, o progenitor mieloide, que se multiplica e diferencia em várias subpopulações, granulócitos, monócitos, macrófagos e células dendríticas (Gaignier, 2014).

É feita uma distinção entre células capazes de capturar e destruir elementos estranhos (principalmente fagócitos polinucleados, como neutrófilos ou granulócitos, e fagócitos mononucleados, como monócitos/macrófagos) e células capazes de capturar, preparar e apresentar antigénios (principalmente células dendríticas, mas também monócitos/macrófagos). Os macrófagos são células de vida longa que protegem os tecidos periféricos. Os neutrófilos polinucleares presentes no sangue circulante são rapidamente mobilizados para os locais de infeção, mas morrem rapidamente. Os linfócitos NK também fazem parte da imunidade não específica (Prin et al, 2016)

Os granulócitos são constituídos por três tipos de células, representando 60-70% dos leucócitos do sangue. São identificados pela presença de grânulos no seu citoplasma. Os neutrófilos são os granulócitos mais numerosos do sangue (90%) e têm uma vida curta. Migram quimiotacticamente para o local da infeção para fagocitar e digerir qualquer substância estranha, especialmente bactérias. Os eosinófilos representam apenas 2 a 5% dos leucócitos do sangue, mas são mais numerosos nos tecidos. A maior parte das vezes, lise os agentes patogénicos através da libertação de enzimas, mesmo que sejam capazes de fagocitar. Estão também envolvidos em respostas de hipersensibilidade através dos seus receptores para as partes Fc da IgE. Os basófilos são muito raros no sangue (0,5% dos leucócitos circulantes). Estão principalmente envolvidos na ativação da inflamação e nas alergias mediadas por IgE. Os mastócitos dos tecidos têm as mesmas funções.

A segunda população é um grupo de células que constituem o sistema fagocítico mononuclear ou reticulo-histiocítico. Os monócitos circulantes são de curta duração e podem tornar-se aderentes após a ativação. Quando entram num tecido, transformam-se em macrófagos e adquirem as caraterísticas desse tecido. A sua principal função é a fagocitose, mas também efectuam citólise e segregam mediadores solúveis, como proteínas do complemento, enzimas e citocinas. Por fim, podem apresentar o antigénio fagocitado aos linfócitos T auxiliares.

O segundo tipo de células corresponde às células profissionais apresentadoras de antigénios (APCs). A sua principal função é apresentar partes do antigénio às células T auxiliares. Para tal, têm primeiro de internalizar e digerir o antigénio. Estas incluem as células dendríticas foliculares (dentro dos folículos dos órgãos linfóides), as células de Langerhans (na pele e nas membranas mucosas) e as células interdigitais (no timo) (Gaignier, 2014).

As células NK representam cerca de 2% dos linfócitos periféricos em circulação. Não aderem nem fagocitam, mas podem reconhecer várias células-alvo revestidas com anticorpos através do seu recetor para o fragmento Fc das imunoglobulinas. São linfócitos citotóxicos capazes de induzir a lise celular sem imunização prévia (Aichour, 2017).

### 1.1.2. Outras células imunocompetentes

As células barreira do organismo ou células de troca presentes nos locais de superfície em contacto com o ambiente são, de facto, altamente activas e imunocompetentes.

As células epiteliais não são apenas barreiras mecânicas. Participam na resposta imunitária inata, segregando péptidos antimicrobianos. São células sentinelas capazes de produzir citocinas e quimiocinas em caso de perigo (sinais de alerta). Estão igualmente envolvidas na secreção de imunoglobulinas (parte secretora associada à IgA dimérica nas mucosas) ou na absorção. Por fim, são células informativas, como é o caso das células M das placas de Peyer.

As células endoteliais são também células sentinelas e pró-inflamatórias, capazes de produzir quimiocinas na presença de sinais de perigo. São células adesivas ativamente envolvidas na diapedese durante a inflamação aguda. Nos HEV, são morfologicamente distintas sob a forma de células cubóides, que asseguram a passagem controlada de células linfóides para os órgãos linfóides secundários.

As plaquetas sanguíneas não são elementos nucleados. São derivadas dos megacariócitos que se desenvolvem na medula óssea. São semelhantes às células endoteliais porque os seus grânulos alfa se assemelham aos corpos de Weibel Palade. São pró-inflamatórias, adesivas e desempenham um papel não só na coagulação, mas também na imunidade inata, recrutando células fagocíticas para locais inflamatórios (Prin et al, 2016).

### 1.1.3. Mediadores químicos

A função destes mediadores solúveis é atrair e ativar células da imunidade inata para o local da infeção ou participar diretamente na eliminação do agente patogénico. Estes incluem as citocinas, as quimiocinas, as proteínas da fase aguda e o sistema do complemento.

As interações entre leucócitos requerem, em primeiro lugar, o reconhecimento específico entre um recetor T e uma molécula de histocompatibilidade que apresenta um péptido antigénico. Este reconhecimento específico leva ao acoplamento das duas células envolvidas. Por fim, após este contacto prolongado reforçado por moléculas de adesão, são libertadas interleucinas que induzem a proliferação das células receptoras (Aichour, 2017).

As citocinas são moléculas peptídicas que actuam nas células circundantes para modificar a natureza ou a intensidade de uma resposta imunitária. Todas as células do sistema imunitário, bem como outros tipos de células, respondem a pelo menos uma citocina e a maioria pode segregar uma. As citocinas têm uma vasta gama de efeitos: diferenciação, proliferação, migração, ativação, inibição ou morte. Algumas citocinas têm acções diferentes consoante o tipo de célula, o tipo de recetor ou o estado de ativação da célula recetora. Em suma, as citocinas formam uma rede de comunicação infinitamente complexa que serve para controlar e afinar as defesas do organismo. A secreção de citocinas é desencadeada em resposta a uma variedade de estímulos: reconhecimento de parasitas extracelulares ou intracelulares, reconhecimento de um tumor, de uma toxina, de uma lesão dos tecidos ou simplesmente uma resposta a outra citocina. Em geral, as respostas que resultam na produção de citocinas podem ser divididas, grosso modo, em duas categorias: resposta não-adaptativa ou precoce e resposta adaptativa ou tardia (Léséleuc, 2001).

A interleucina-1 (IL-1) é segregada por monócitos/macrófagos. É a principal citocina envolvida na maturação e ativação dos linfócitos B e T que se seguem ao contacto antigénico. A Il-1 controla a indução dos receptores de IL-2. A interleucina-2 (IL-2), originalmente denominada TCGF (fator de crescimento das células T), é um potente estimulante da proliferação das células T. É produzida pelas próprias células T desde o início da sua estimulação por um antigénio (Aichour, 2017).

As células que são activadas pela presença de microrganismos produzem quimiocinas que atraem novas células do sangue para o local da infeção. As citocinas vão então reforçar a ativação das células efectoras para desencadear a fagocitose ou a degranulação.

As proteínas da fase aguda são segregadas em grandes quantidades durante uma infeção. Facilitam a ligação das moléculas do complemento aos elementos patogénicos, promovendo assim a rápida eliminação do agente patogénico.

As proteínas do complemento estão naturalmente presentes no sangue sob a forma de proenzimas. Podem ser activadas diretamente por alguns microrganismos através das vias alternativa e das lectinas, ou pela presença de complexos antigénio-anticorpo, como parte da via clássica. Estas vias conduzem a: lise da parede das bactérias Gram, opsonização ou cobertura de microrganismos patogénicos, quimiotaxia para atrair fagócitos, aumento do fluxo sanguíneo e da permeabilidade dos vasos sanguíneos perto de locais infectados.

No caso de uma infeção viral, os interferões (IFN) α e β, que são interferões de tipo I, são segregados pelas células infectadas e ajudam as células saudáveis circundantes a resistir à contaminação viral. Induzem a expressão de genes (genes estimulados por interferão, ISG) nas células infectadas, o que permite o estabelecimento de uma atividade antiviral (Gaignier, 2014).

## 1.2. Imunidade adaptativa

O sistema imunitário adaptativo produz uma resposta retardada e específica. Ao contrário da imunidade inata, a imunidade adaptativa demora 4 a 7 dias a desempenhar as suas funções. A vantagem final do sistema adaptativo é a sua orientação específica para os agentes patogénicos e a sua capacidade de memorizar os agressores estrangeiros. Esta memória imunitária permite-lhe reconhecer posteriormente o antigénio e agir de forma muito mais rápida e eficaz para o eliminar. As células dendríticas (DCs) são APCs profissionais que formam a ponte entre as respostas inata e adaptativa. As CD podem ser encontradas nos tecidos ou no sangue numa forma imatura (Satthaporn et al, 2001).

Tal como os monócitos e os macrófagos, as DCs reconhecem os agentes patogénicos através de receptores PRR e TLR. Fagocitam-nos e apresentam o antigénio com MHC-II (Mellman,2013; Broeke et al 2013).

Este contacto com o agente patogénico induz a ativação e a maturação das DCs para expressarem moléculas acessórias como CD80/CD86 (B7), que são essenciais para a função das APC (Dudek et al, 2013).

As CD maduras migram para os gânglios linfáticos e entram em contacto com as duas principais células do sistema imunitário adaptativo: linfócitos T (LT) e linfócitos B (LB). As CD apresentam o fragmento antigénico aos LT e aos LB ingénuos para os ativar e dar origem a uma resposta imunitária específica contra o agente patogénico de interesse (Satthaporn et al, 2001).

O LT efectua a imunidade mediada por células, enquanto o LB desencadeia a imunidade humoral envolvendo anticorpos. Cada um destes linfócitos é heterogéneo e pode, portanto, adotar diferentes formas e papéis.

### 1.2.1. Linfócitos T

Os linfócitos T (LT) constituem cerca de 10% do infiltrado tumoral (Balkwill et al., 2012). Distinguem-se pela expressão de um TCR e do marcador de membrana CD3. Existem duas classes principais de linfócitos T: CD4+ ou tipo auxiliar e CD8+ ou tipo citotóxico/supressor (Karp, 1999), dependendo respetivamente da sua capacidade de utilizar o seu TCR para reconhecer um epítopo numa molécula MHC-I ou MHC-II. Os LT CD8+ citotóxicos de memória específicos para o antigénio tumoral (CD8+CD45RO+) estão geralmente associados a uma forte atividade antitumoral e a um bom prognóstico (Fridman et al., 2012). A sua atividade lítica é mediada por enzimas do tipo perforina e granzima (Lieberman, 2003).

Entre os LT auxiliares CD4+, podem distinguir-se diferentes subpopulações com base nas citocinas que segregam. Os LT auxiliares CD4+ do tipo Th1 produzem IFNγ e IL-2. São o principal suporte dos CTL. Os LT CD4+ do tipo Th2 segregam IL-4, IL-5, IL-6, IL-10 e IL-13 anti-inflamatórias. O papel dos LT Th2 é ambivalente: enquanto vários estudos relatam o caráter imunossupressor da IL-10, que inibe a apresentação cruzada de antigénios pelas DC e estimula as células T reguladoras (Treg), outros estudos mostram que a IL-4, por exemplo, exerce atividade antitumoral através do recrutamento de eosinófilos e macrófagos, e que os LT Th2 estimulam os linfócitos B (LB) (Ellyard et al., 2007; Chraa et al., 2019).

Uma terceira categoria de LT auxiliares CD4+ são os Th17, que se distinguem pela secreção das citocinas pró-inflamatórias IL-17A, IL-17F, IL-21 e IL-22. Os LT Th17 estão envolvidos na imunidade anti-microbiana e nas doenças auto-imunes. Tal como os LT Th2, o seu papel na progressão tumoral é ambivalente e depende do tipo de cancro em que se encontram (Korn et al., 2009; Chraa et al., 2019).

Os LT Th9 secretores de IL-9 também têm uma atividade dupla no MCT (Li e Rostami, 2010).

As Tregs CD4+CD25+FOXP3+, por outro lado, têm propriedades pró-tumorais bem definidas. Elas secretam IL-10 e TGF-β e expressam o recetor CTLA-4 que inibe as funções efetoras das CTLs (Togashi et al., 2019).

Eles auxiliares foliculares CD4 + CXCR5 + LTs (TFHs), que é recentemente descrito, se acumulam em estruturas linfóides terciárias (TLSs). Eles estimulam os tanques de atividade CTL para IL-21 e apoiam a resposta B de memória (Ma et al., 2016; Shi et al., 2018b).

Sabe-se que os linfócitos T são afectados por uma série de compostos, incluindo extractos de plantas, que estimulam a sua proliferação e aumentam a sua capacidade de produzir citocinas. Em geral, quando um TCR e as moléculas CD4+ ou CD8+ se ligam a uma molécula MHC que apresenta um péptido estranho, o complexo CD3 transduz três tipos de sinais de ativação que estão inter-relacionados e são necessários para estimular o linfócito: fosforilação de proteínas membranares e citoplasmáticas, hidrólise de fosfolípidos de inositol da membrana plasmática e aumento da concentração de cálcio citoplasmático. Todos estes sinais estimulam a síntese de proteínas ou a transcrição de genes através de cascatas complexas. Este processo de sinalização da membrana conduz, em última análise, à proliferação celular (Revillard, 2001). Existe um grande número de ligandos que podem iniciar a divisão celular. Estes incluem mitogénios isolados de plantas (PHA e Con A), produtos bacterianos como o LPS e S. aureus Cowan I, linfócitos alogénicos e citocinas (Fletcher et al., 1992; Karp, 1999).

### 1.2.2. Linfócitos B

Ao estudar a expressão de diferentes marcadores de membrana, é possível delinear várias subpopulações de linfócitos B que desempenham papéis distintos na resposta imunitária humoral. Além disso, os linfócitos B têm funções independentes da produção de anticorpos ou imunoglobulinas. São produzidos ao longo da vida pela medula óssea, onde ocorrem rearranjos do gene da imunoglobulina durante a maturação dos precursores da linhagem B. Os linfócitos B ingénuos co-expressam IgM e IgD de membrana ($IgM^{low}$ $IgD^{high}$ ), que constituem o seu recetor de antigénio (BcR) e são susceptíveis de orientar diferentes vias de diferenciação que levam ao estabelecimento de subpopulações distintas (Jacquot e Boyer, 2006).

As células B têm uma vida relativamente curta em comparação com as células T. As células B maduras e naive também expressam imunoglobulinas IgM ou IgD na sua superfície, que actuam como receptores de antigénios específicos ou BCRs (B Cell Recetor), bem como vários marcadores de superfície, incluindo moléculas HLA de classe I e classe II. Quando os linfócitos B são activados, proliferam na presença de IL-4, transformam-se em linfoblastos e proliferam clonalmente em plasmócitos. Estes últimos segregam anticorpos, imunoglobulinas (Ig) livres cuja especificidade é idêntica à da Ig de superfície do linfócito B original (Aichour, 2017).

As imunoglobulinas estão divididas em cinco classes nos seres humanos. A seguir à albumina, as imunoglobulinas são as proteínas mais abundantes no soro. Um indivíduo de 70 kg produz cerca de 8 g de imunoglobulinas por dia, incluindo: 5 g de IgA, 2,5 g de IgG, 0,6 g de IgM e vestígios de IgD e IgE (Conley e Delacroix, 1587).

Diariamente, mais de 3g de IgA e metade de outras classes de imunoglobulinas são transportadas (Ig polimérica) ou difundidas para a superfície das membranas mucosas, principalmente as membranas digestivas e respiratórias (Jonard et al, 1984).

As manifestações infecciosas respiratórias e digestivas caraterísticas das deficiências da imunidade humoral atestam a importância deste sistema e o seu carácter não redundante (Buckley, 2000).

Para além dos linfócitos B imaturos de transição (CD19+CD20+CD24$^{fort}$ CD38$^{fort}$ ), os linfócitos B maduros naïve (CD19+CD20+CD24$^{int}$ CD38$^{int}$ ) que ainda não amadureceram no centro germinal do nódulo linfático, linfócitos B de memória (CD19+CD20+CD27+) que sofreram maturação no centro germinativo (Bouaziz et al, 2014), Breg é uma nova subpopulação de linfócitos B com propriedades reguladoras, que contribuem para a manutenção ou indução de tolerância através da regulação das respostas imunitárias. A função central das Breg é a produção de IL-10 que inibe as citocinas pró-inflamatórias e promove a diferenciação das Treg (Mauri e Bosma, 2012)

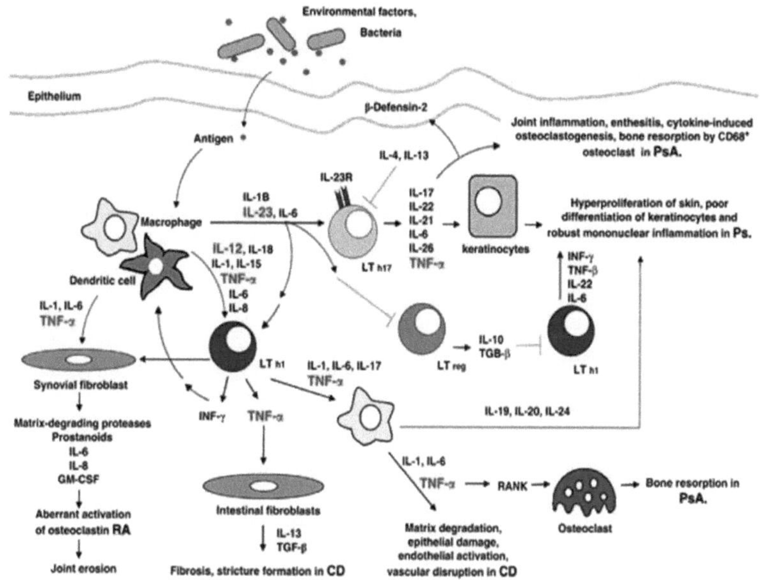


**Figura 2**: Relação entre as células imunitárias e as citocinas: Um caso de psoríase (Prieto-Perez et al., 2013).

## 2. Imunomodulação

A imunomodulação é uma técnica terapêutica que consiste em modular o equilíbrio dos componentes do sistema imunitário através de uma estimulação específica ou de um efeito supressor (Juyal e Singla, 2001). Os adjuvantes naturais, os compostos sintéticos e as moléculas biológicas, como os anticorpos e as citocinas, os glucocorticóides, a luz ultravioleta ou a fototerapia, são utilizados como imunossupressores ou imunoestimulantes (Sagrawat e Khan, 2007; Dhama et al., 2015).

Assim, através da administração de medicamentos (em doses muito baixas), o médico intervém nos processos de autorregulação do sistema de defesa do organismo. Isto permite: limitar a inflamação controlando as reacções imunitárias através da supressão (estratégia de imunossupressão) ou estimular um sistema imunitário deficiente através do reforço (estratégia de imunopotenciação ou de imunoestimulação) (Pillou, 2015).

Várias estratégias de imunomodulação estão atualmente a ser avaliadas como tratamento ou com o objetivo de substituir as terapias existentes (Ye, 2017).

## 1.1. Imunossupressão

A imunossupressão é a inibição da ativação do sistema imunitário. Pode ser um efeito secundário de certos agentes quimioterapêuticos ou induzida por intoxicação (exemplos: o chumbo responsável pelo envenenamento por chumbo é um componente imunotóxico, radioatividade, VIH/SIDA, COVID-19, linfoma...) ou naturalmente libertada pelo organismo em certas condições. Por vezes, é induzida voluntariamente antes de um transplante de órgão ou de células estaminais para evitar a rejeição (Dicionário Aquaportail, 2017)

### 2.1.1. Mecanismo de imunossupressão

A imunossupressão pode ocorrer a diferentes níveis:

- quer ao nível da apresentação de antigénios, por exemplo, bloqueando a migração ou a maturação das CD
- bloqueando a ativação e a proliferação dos LT
- Ao bloquear a migração de linfócitos e/ou a infiltração de linfócitos T activados.
- Quer por depleção de linfócitos T e B (WEISS, 2020)

#### 2.1.1.1. Bloqueio da ativação das células T

Para compreender os níveis de bloqueio da ativação e da proliferação dos linfócitos, é importante compreender os mecanismos moleculares envolvidos.

2.1.1.1.1. Mecanismo molecular da ativação e proliferação de linfócitos

Existem três sinais de ativação LT.

- **Primeiro sinal: sinal de reconhecimento**

O reconhecimento de um antigénio específico pelo linfócito T é assegurado pelo TCR, que é composto por duas cadeias peptídicas heterogéneas, αβ ou γδ. A diversidade das células T é proporcionada pelos seus receptores TCR. Isto é essencial para a proteção contra uma vasta gama de antigénios. Esta diversidade é gerada quando as cadeias de TCR são rearranjadas no timo. A reorganização pode ser comparada à combinação de um código de vários dígitos. O número de combinações possíveis é muito grande, mas apenas o código exato permite que os componentes da fechadura sejam perfeitamente combinados, para que possa ser aberta.

Cada linfócito Tαβ tem, portanto, a capacidade de reconhecer determinados péptidos de uma forma altamente específica, que lhe serão apresentados por uma célula de apresentação antigénica (APC) profissional. No entanto, o mesmo TCR pode ligar-se a dezenas de milhares de outros "pares" de HLA, embora com menor afinidade. Esta poli-especificidade inevitável dos TCR é desejável, uma vez que a probabilidade de uma célula T ingénua que chega a um gânglio linfático encontrar imediatamente, "por acaso", o par de péptidos HLA para o qual tem maior afinidade é quase nula, enquanto esta célula T ingénua necessita de estimulação do TCR para sobreviver (Guidos, 2006).

Os linfócitos T γδ, que são mais frequentemente CD4-CD8-, são geralmente específicos para antigénios que não são apresentados pelo HLA, como a proteína de stress micobacteriana Hsp65. Trata-se de uma variedade ainda antiga de linfócitos T, expressa principalmente nos epitélios, que reconhece apenas um número limitado de antigénios. As células T e as APCs encontram-se nos órgãos linfóides secundários (Guidos, 2006).

Os linfócitos T que saem do timo entram num circuito que alterna entre vasos sanguíneos e vasos linfáticos, o que lhes permite passar regularmente pelos órgãos linfóides secundários (gânglios linfáticos, baço). Num órgão linfoide, os antigénios patogénicos são apresentados aos linfócitos T pelas APCs. Os antigénios são apresentados aos linfócitos T por células apresentadoras de antigénios (APCs) (Sigal, 2005). As APCs expressam moléculas HLA de classe I e II na sua superfície, que se ligam a péptidos antigénicos. O reconhecimento de antigénios pelas células T CD8+ restringe-se às moléculas HLA-I, enquanto as células T CD4+ são activadas por péptidos ligados a moléculas HLA-II. A co-localização de TCR, HLA, moléculas de adesão e moléculas co-estimuladoras forma uma zona de contacto estreito entre as células, conhecida como sinapse imunológica (Dustin et al, 2001; Cemerski et al, 2006).

O movimento destas moléculas em jangadas lipídicas na superfície da membrana celular põe em contacto enzimas submembranares (tirosina-quinases) com motivos ITAM (immuno-recetor-based-activation-motif) contendo resíduos de tirosina. Os motivos ITAM são gradualmente fosforilados pelo ZAP-70, seguido de outras tirosina-quinases que activam ainda mais enzimas, criando uma reação em cadeia que corresponde à transmissão do sinal intracelular ao núcleo e à ativação de determinados genes (Morel e Berthelot, 2019).

A interação entre o TCR e o fragmento peptídico do complexo MHC-PEPTIDE apresentado pelo CPA também ativa o CD3. O CD3 possui um domínio intracitoplasmático associado às ITAMs. A ativação de CD3 leva a um aumento do cálcio intracelular, que ativa a calcineurina. A calcineurina activada desfosforila o fator de transcrição NFATc-P em NFATc. O NFATc migra para o núcleo e liga-se ao seu local de ligação ao ADN para participar na transcrição do gene da IL-2. A ativação da calcineurina é necessária, mas não suficiente, para a transcrição do gene da IL-2 **(Weiss, 2020)**.

- **Segundo sinal: sinal de co-estimulação**

Iniciada pela ligação entre LT CD28 ou CD4 e B7 ou CD80 ou CD86. Isto ativa as MAP quinases, que activam Fos e Jun, componentes de AP1 que se ligam ao seu local de ADN para a transcrição de IL-2.

O segundo sinal também leva à transcrição do gene CD25 que codifica o recetor de interleucina-2 (IL-2R).

O sinal 1 sem o sinal 2 conduz à anergia, enquanto o sinal 1 e o sinal 2 permitem a transição da fase G0 para G1, responsável pela transformação linfoblástica e pela transcrição dos genes da IL-2 **(Weiss, 2020)**.

- **Terceiro sinal: Sinal de ativação LT**

Isto acontece da seguinte forma:

-ligação da IL-2 ao seu recetor IL-2R de alta afinidade

-fosforilação das Janus kinases JAK-1 e JAK-3.

-As JAK activadas fosforilam o recetor, criando pontos de ancoragem para as moléculas adaptadoras.

Ativação do -IP3k

-ativação do mTOR

-ativação da ciclina

O complexo PI3K-mTOR ativa o fator de transcrição dos genes de síntese de ADN, os genes reguladores das ciclinas e a via de síntese de purinas de novo para a proliferação de LT (Weiss, 2020).

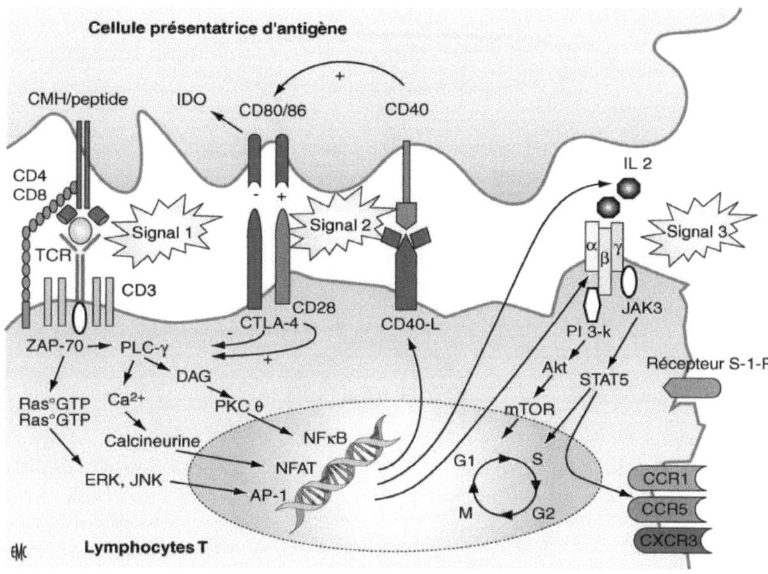


**Figura 3:** Sinais de ativação das células T (Legendre et al., 2007).

### 2.1.1.1.2. Outras moléculas com um papel específico na ativação dos LT

- **PTPN22**: uma fosfatase importante de muitas fosfatases descritas, a mais interessante é a proteína tirosina fosfatase PTPN22, uma fosfatase específica das células T cuja causa é a regulação negativa da ativação das células T com a redução da secreção de IL-2 (Steiner et al., 2020).
- **CTLA-4**: uma molécula inibidora essencial O CTLA-4 é uma molécula co-estimuladora capaz de se ligar aos mesmos ligandos que o CD28, mas induzindo um sinal negativo. O CTLA-4 prejudica a proliferação dos linfócitos T e a síntese de citocinas de duas formas: em primeiro lugar, competindo com o CD28 na ligação das moléculas co-estimuladoras B7.1 e B7.2; em segundo lugar, promovendo a degradação do triptofano, um aminoácido essencial para a proliferação dos linfócitos **(Steiner et al., 2020)**.

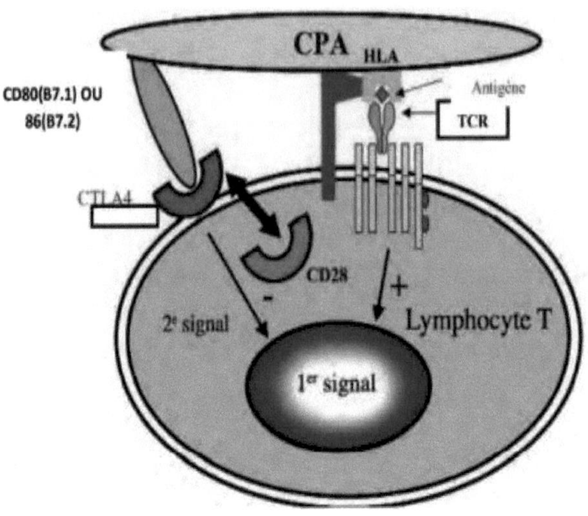


**Figura 4**: A regulação da ativação das células T depende de moléculas co-estimuladoras. O CD28 tem um análogo antagónico que permanece no citoplasma no início da ativação das células T, o CTLA4. O sinal é invertido quando a molécula CTLA-4 "substitui" o CD28 ligando também o CD80 ou o CD86 (no "fim" da resposta T, para a abrandar).

- **Outras moléculas desempenham um papel na regulação da ativação das células T**

A intensidade do sinal de ativação das células T transmitido pelo TCR pode também ser modulada por determinadas moléculas. CD44 e CD69 amplificam o sinal **(Matsumoto et al., 1998)**, enquanto CD5 parece reduzi-lo **(Simões, 2017)**.

Em resumo, a imunossupressão pode ser alcançada através de:

-Bloqueio de CD3 por anticorpos anti-CD3

-Inibição da calcineurina

-Bloqueio do sinal co-estimulatório com anticorpos anti-CD40

-Mimetizar a molécula CTLA4

-Bloqueio do CD25 para impedir a transcrição da cadeia alfa do IL-2R

-Inibição do mTOR

-Bloqueio da JAK

-Bloqueio do ciclo da purina (via de novo)

-Bloqueio de outros receptores LT

-Bloqueio de CD44 e CD69

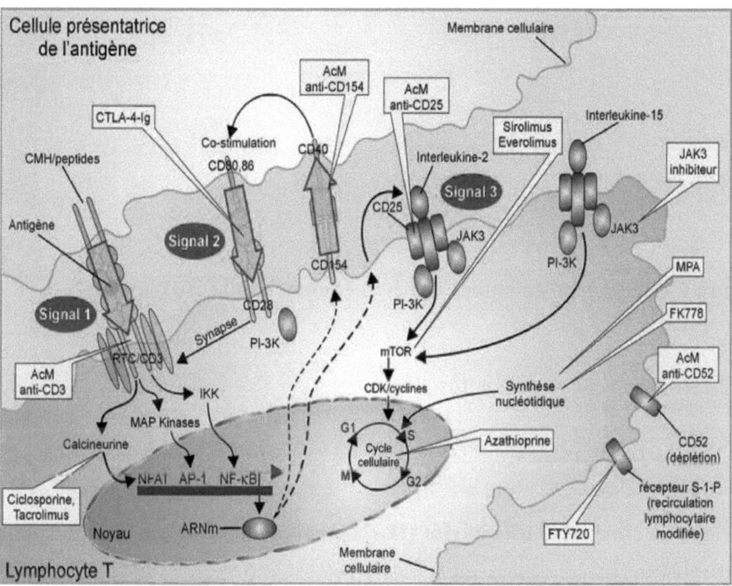


**Figura 5**: Local de ação dos imunossupressores durante a resposta imunitária (Halloran, 2004).

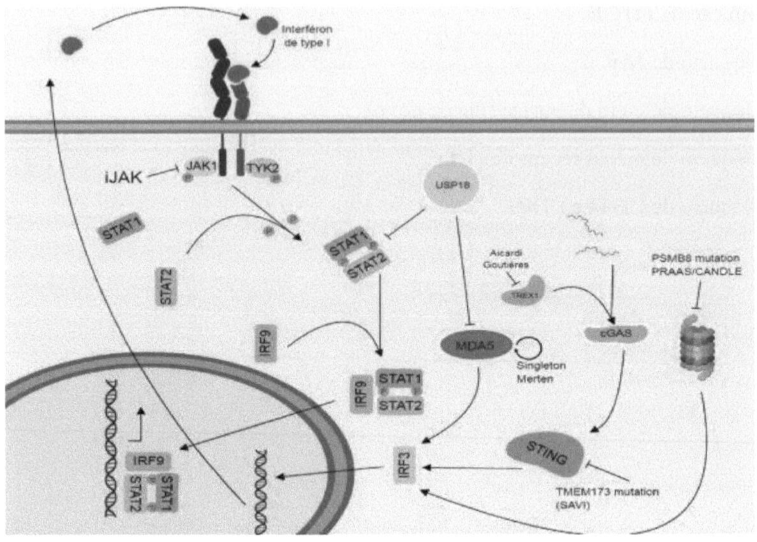


**Figura 6**: Mecanismo de inibição da JAK (Jammal et al., 2019).

### 2.1.2. Depleção de linfócitos T

#### 2.1.2.1. Corticosteróides

**Inibição de citocinas linfocitárias (IL-2) através da interação com** factores **de transcrição**

Os corticóides pertencem à família das hormonas esteróides. A sua ação não está ligada à interação direta com um ERG, mas envolve a interação do complexo corticoide/ERG com certas proteínas reguladoras da transcrição, conhecidas como factores de transcrição. O recetor de glucocorticóides (recetor de dedo de zinco) tem 3 domínios funcionais: domínio de ativação do gene (ou de regulação da transcrição), domínio de ligação ao ADN, domínio de ligação ao ligando

Está presente na forma inativa no citosol, ligado a um complexo proteico que inclui a proteína de choque térmico HSP 90 e a imunofilina. A fração de corticoide livre (10-20%) é responsável pela atividade farmacológica: o corticoide atravessa a membrana celular por difusão passiva para se ligar ao recetor, provocando a dissociação do complexo proteico. O complexo ligando-recetor migra para o núcleo: translocação nuclear. A interação entre o complexo corticoide-recetor e estes factores de transcrição constitui o principal mecanismo responsável pelos efeitos anti-inflamatórios e imunossupressores dos glucocorticóides. O complexo corticoide/GRE impede os factores de transcrição pró-inflamatórios (NFkB, AP1, NF-IL6) de se ligarem a uma região específica do promotor dos genes que codificam as proteínas da inflamação. Os corticosteroides diminuem assim a produção de IL-2 pelos linfócitos e bloqueiam a proliferação e a função das células T (CNPM, 2018; Morel e Berthelot, 2019).

**Também é possível a ativação da citocina linfocitária (IL-10) ou de outros factores.**

O complexo corticoide/GRE pode interagir diretamente com o ADN em locais de aceitação chamados GREs, activando assim a transcrição de proteínas anti-inflamatórias: IL-10 e IκB, que é um inibidor do NFκB. Esta inibição do NFB bloqueia a produção de citocinas pelos linfócitos T activados, como o interferão gama, e promove também a lise celular por apoptose. Os corticoides também modificam direta ou indiretamente a expressão de moléculas de adesão e, portanto, a migração de linfócitos T nos tecidos, o que pode explicar a diminuição do número de linfócitos circulantes (Morel e Berthelot, 2019).

### 2.1.2.2. Casos de anti-metabolitos: Metotrexato, leflunomida, azatioprina e micofenolato de mofetil

Estes medicamentos bloqueiam as enzimas essenciais à síntese dos nucleótidos de purina ou de pirimidina. Estes nucleótidos são essenciais para a formação do ARNm durante a transcrição, um passo necessário para a síntese de proteínas. Durante a ativação das células T, a expansão clonal é precedida por um aumento do pool intracelular de pirimidinas por um fator de 8 e de purinas por um fator de 2, através da síntese de novo. A inibição da síntese de nucleótidos de purina e pirimidina bloqueia, por conseguinte, a ativação da expansão clonal nos linfócitos T, em especial nos linfócitos T CD4+, durante a indução de uma resposta imunitária. Os antimetabolitos são fármacos capazes de inibir a síntese destes nucleótidos, com um efeito citostático ou citotóxico apenas nas células em divisão. Não têm qualquer efeito sobre a síntese de citocinas ou sobre a atividade citotóxica dos linfócitos T e NK.

A sua toxicidade para as células em divisão pode provocar mielotoxicidade (neutropenia) e perturbações digestivas como a diarreia. A leflunomida e o metotrexato inibem a enzima timidilato sintase, essencial para a produção de pirimidina. A 6-mercaptopurina (6-MP, metabolito da azatioprina ou Imurel®) e o ácido micofenólico (metabolito do MMF: micofenolato mofetil ou Cell-Cept®) são inibidores da síntese das purinas (Morel e Berthelot, 2019).

### 2.1.3. Aplicações médicas de alguns imunossupressores

**Corticosteróides:** vulgarmente conhecidos como esteróides. A metilprednisona é o fármaco mais utilizado em receptores de transplantes de órgãos, sobretudo no período imediatamente a seguir à cirurgia, e para tratar episódios de rejeição (quando o sistema imunitário começa a atacar o órgão doado) (Morelon, 2001). Também são utilizados no tratamento de doenças autoimunes e para permitir a tolerância orgânica de órgãos, tecidos e células transplantados (CNPM, 2018).

**Ciclosporina** (Neoral, Sandimmun): um polipeptídeo cíclico imunomodulador com propriedades imunossupressoras. A Ciclosporina prolonga a sobrevivência dos transplantes alogénicos em animais e melhora significativamente a sobrevivência do enxerto em todos os transplantes de órgãos sólidos humanos. Este medicamento pertence à classe dos inibidores da calcineurina. A ciclosporina demonstrou igualmente um efeito anti-inflamatório (VIDAL, 2015).

**O tacrolimus** é um imunossupressor altamente potente cuja atividade foi demonstrada in vitro e in vivo. Na imunologia, o tacrolimus inibe a formação de linfócitos citotóxicos, que são os principais responsáveis pela rejeição do enxerto. O tacrolimus suprime a ativação das células T e a proliferação das células B dependentes de T, bem como a produção de linfocinas (como as interleucinas-2 e -3 e o interferão-gama) e a expressão do recetor da interleucina-2. A nível molecular, os efeitos do tacrolimus parecem ser induzidos pela ligação a uma proteína citosólica (FKBP12) responsável pela acumulação intracelular do produto. Especificamente, e de forma competitiva, o complexo FKBP12-tacrolimus liga-se e inibe a calcineurina, levando à inibição dependente de cálcio da transdução de sinal das células T e impedindo a transcrição de parte dos genes das linfocinas (VIDAL, 2013).

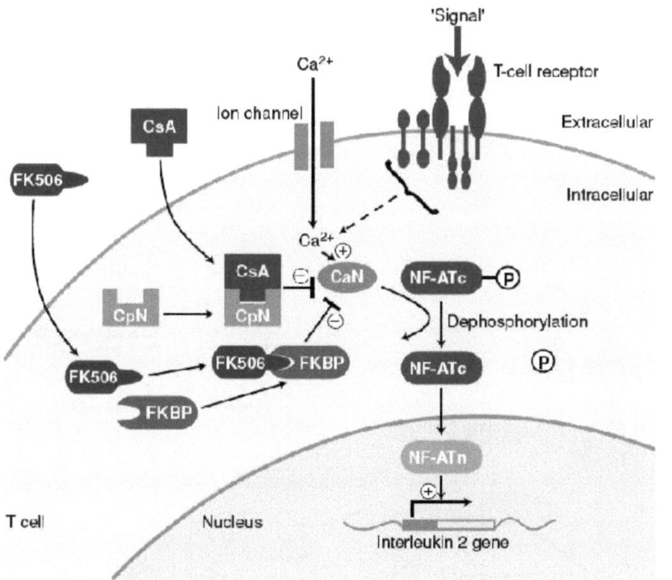


**Figura 7**: Mecanismo de ação dirigido às células T da ciclosporina ou do tacrolimus (FK-506) (da Cambridge University Press, 2000).

**Micofenolato** (CellCept, Myfortic) Um poderoso agente imunossupressor, este medicamento enfraquece a capacidade das células T para responderem à estimulação do tecido transplantado (Morelon, 2001).

**Sirolimus** (rapamicina, Rapamun): Este medicamento bloqueia a proteína mTOR (o alvo mamífero da rapamicina). Os inibidores da mTOR são de particular interesse para os centros de transplantação que tratam PVVS, uma vez que estes medicamentos parecem ter uma atividade anti-HIV modesta.

**O Everolimus** (Certican, Zortress) também pertence a esta classe. Os inibidores do mTOR são tão eficazes como a ciclosporina, mas é provável que tenham efeitos secundários diferentes. Terapia com anticorpos: certos anticorpos (proteínas) podem ser infundidos nos receptores de órgãos para suprimir o sistema imunitário. Algumas terapias baseadas em anticorpos, como a timoglobulina, atacam as células T do próprio organismo. Outras terapias são mais direcionadas, visando receptores ou moléculas específicas na superfície das células. O basiliximab (Simulect) e o daclizumab (Zenapax) são exemplos deste tipo de anticorpo específico (anticorpo monoclonal). Estes dois anticorpos não parecem causar efeitos secundários em muitas pessoas, talvez pelo facto de serem utilizados apenas por períodos curtos (Morelon, 2001) .

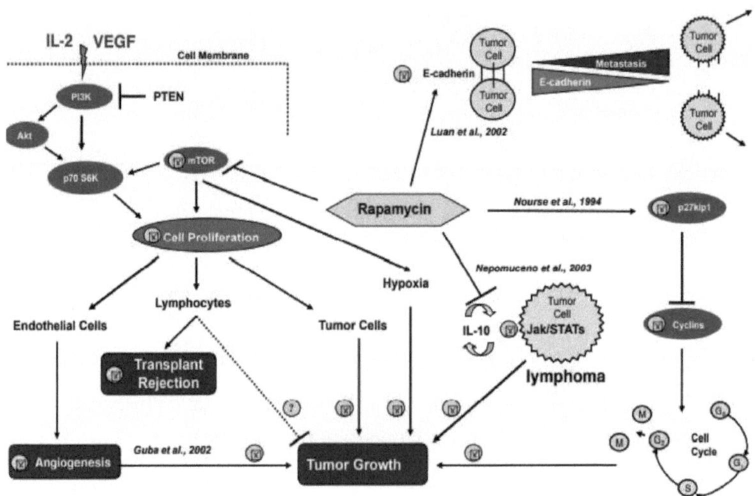


**Figura 8**: Mecanismo de ação da rampamicina **(Morelon, 2001)**.

**Quadro 1:** Resumo das caraterísticas de alguns imunossupressores.

| | **Ciclosporina A** | **Tacrolimus (FK-506)** | **Micofenolato de mofetil** | **Sirolimus (Rapamicina)** |
|---|---|---|---|---|
| **Cogumelos produtores** | *Talypocladium inflatum* | *Streptomyces strukubaesis* | *Penicillium brevicompactum* | *Streptomyces hygroscopicus* |
| **Via inibida** | Calcineurina | Calcineurina | IMPDH (inosina-5'monofosfato desidrogenase) | TOR |

| **Imunofilina** | Ciclofilina | FKBP12 | - | FKBP12 |
|---|---|---|---|---|
| **Objetivo** | Ativação de células T Produção de citocinas (IL-2) | Ativação de células T Produção de citocinas (IL-2) | Proliferação de LT e LB; apoptose de LT activados; produção de imunoglobulinas e citocinas | Proliferação de células T activadas, produção de imunoglobulinas; controlo do crescimento celular |
| **Intervenção médica** | Psoríase, tratamento da rejeição de órgãos pós-transplante (fígado, rim, coração), artrite reumatoide, dermatite atópica, doenças auto-imunes, proctite hemorrágica, síndrome nefrótica (segunda linha) | Doença de Crohn prevenção da rejeição de transplantes de órgãos (rim, fígado, coração, pulmão) proctite hemorrágica | Prevenção da rejeição de transplantes de órgãos (rim, fígado, coração) | Prevenção da rejeição de transplantes de órgãos (fígado, rim, coração); cancro (pele, sarcoma de Kaposi, linfoma cutâneo de células T, esclerose tuberosa) |

## 1.2. 2.2. Imunoestimulação

### 2.2.1. Definição

A imunoestimulação é a ativação ou o aumento da atividade de um dos componentes do sistema imunitário.

Existem dois tipos:

- Imunoestimulação específica que proporciona especificidade antigénica na resposta imunitária.
- A imunoestimulação inespecífica parece representar uma modalidade prática para combater a imunossupressão ou um sistema imunitário

disfuncional, que pode resultar do uso excessivo de medicamentos quimioterapêuticos ou do uso prolongado de medicamentos imunossupressores. A imunoestimulação inespecífica é uma alternativa ou um adjuvante da quimioterapia convencional e da profilaxia de infeções, tanto para tumores como para doenças autoimunes, particularmente quando o sistema imunitário do hospedeiro está comprometido (Dicionário Aquaportail, 2017).

### 2.2.2. Imunoestimulantes

Os imunoestimulantes ou imunopotenciadores são compostos que ajudam a reforçar o sistema imunitário. Incluem

- A vacinação, que é o melhor método de imunoestimulação específica (Gordon, 2017).
- Alguns medicamentos que estimulam de forma não específica os mecanismos de defesa imunológica

### 2.2.3. Mecanismos de imunoestimulação

A imunoestimulação pode ser efectuada através de vários mecanismos:

- Estimulação da medula óssea para produzir glóbulos brancos (FIGARO, 2020)

Estimulação de vários factores da atividade assassina dos polinucleares: aumento do consumo celular induzido de oxigénio; produção de peróxido de hidrogénio altamente bactericida; iodização (a associação de radicais livres com o iodo e a mieloperoxidase tem um efeito destrutivo); produção de citocromo C (Griscelli, 1970).

- Aumento da secreção de enzimas lisossomais dos macrófagos (Takada et al., 1982; Nielsen, 1984).
- Ativação direta dos linfócitos B.
- Aumento dos níveis específicos de Ac (Michel, 1977).
- Aceleração da maturação dos plasmócitos em plasmoblastos, o que favorece a síntese de Ig que pode ser específica para apenas 1 Ag, uma vez que aumenta principalmente os níveis de IgG e não a resposta primária de IgM (Griscelli, 1970).
- Estimulação de vários factores do complemento que são os principais factores quimiotácticos para algumas células (Griscelli, 1970).
- Aumento significativo da citotoxicidade NK (Hermann, 1978)
- Aumento da proliferação de linfócitos (Griscelli, 1970).

**Quadro 2**: Exemplos de plantas com atividade imunoestimulante (Aribi et al., 2016; Dhama, 2015, Guo et al., 2016; Dermane et al., 2024)

| Plantas | Resultados da investigação científica |
|---|---|
| *Argania spinosa* | - Estimulação da imunidade inata e mais especificamente da função do sistema reticuloendotelial |
| *Astragali Radix* | - Aumentar o índice fagocítico dos macrófagos,<br>- Hipersensibilidade de tipo retardado, nível de hemolisina sérica e índice de órgãos imunitários em ratinhos,<br>- Atenua o edema auricular do rato, o edema da pata do rato, a permeabilidade vascular do rato e a formação de granulomas no rato.<br>- Estimular a produção de NO e das citocinas TNF-α, IL-1β, IL-6 e IFN-γ |
| *Balasmoden dronmukul* | - Estimula a fagocitose dos macrófagos, a imunidade humoral e a produção de anticorpos |
| *Ocimum sanctum* | - Aumenta a atividade fagocítica dos macrófagos peritoneais |
| *Securidaca longipedunculata* | - Aumentar o número de monócitos e neutrófilos<br>- Restaurar o nível de lactato desidrogenase<br>- Diminuir o nível de pentraxina 1<br>- Estabilizar a membrana dos eritrócitos<br>- Inibir a desnaturação da albumina de ovo de galinha<br>- Inibir a lipoperoxidação |
| *Tinospora cordifolia* | - Produção de um mitogénio policlonal de células B que melhora a resposta imunitária em ratinhos |

**Quadro 3:** Exemplos de plantas com atividade imunossupressora (Abood, 2017)

| Plantas | Resultados da investigação científica |
|---|---|
| *Acorus calamus* | - Atividade imunossupressora in vitro |

| | |
|---|---|
| *Aloé vera* | - O efeito anti-inflamatório melhora a cicatrização de feridas |
| *Boerhaavia* | - Inibe a citotoxicidade das células NK humanas in vitro e inibe a produção de óxido nítrico nos macrófagos |
| *Evolvulus de sinoides* | - Anti-inflamatórios e imunossupressores como os corticosteróides |

**Quadro 4**: Exemplos de imunomoduladores animais (Domerego et al., 2006; Grosgogeat, 2009; Picard e Bauchart, 2010; Koneipayeva, 2009)

| **Produto** | **Resultados da investigação científica** |
|---|---|
| Carne de bovino | Actividades dos péptidos bioactivos:<br>- Atividade anti-hipertensiva<br>- Ansiolítico<br>- Imunomodulador |
| Leite de camelo | - Atividade anticancerígena<br>- Anti-diabético<br>- Hipoalergénico |
| Óleo de peixe | - Melhora o sistema imunitário e reduz os sinais de inflamação<br>- Poder anti-inflamatório dos ácidos gordos essenciais ómega 3 |
| Mel | - Efeito antimicrobiano<br>- Estimula o sistema imunitário, reforçando as defesas naturais do organismo<br>- Efeito anti-inflamatório para a ação cicatrizante de qualquer ferida |

# PARTE II: ALGUNS PROTOCOLOS EXPERIMENTAIS DE IMUNOMODULAÇÃO

1. **Imunomodulação**

1.1. **Hemograma e índice de órgãos**

| Dias | G1 normal | Modelo G2 | Extrato G3 50mg/kg | Extrato G4 100mg/kg | Extrato de G5 200mg/kg | G6 Tratamento positivo |
|---|---|---|---|---|---|---|
| 1 | 1 ml/Kg NaCl 9 ‰ | 1 ml/Kg/j NaCl 9 ‰ | Extrato 50mg/kg | Extrato 100mg/kg | Extrato 200mg/kg | Levamisole 30mg/kg |
| 2 | 1 ml/Kg /j de NaCl 9 ‰ | Ciclofosfamida 40mg/kg | Extrato 50mg/kg *e após 15 minutos* Ciclofosfamida 40mg/kg | Extrato 100mg/kg *e após 15 minutos* Ciclofosfamida 40mg/kg | Extrato 200mg/kg *e após 15 minutos* Ciclofosfamida 40mg/kg | Levamisol 30mg/kg *e após 15 min* Ciclofosfamida 40mg/kg |
| 3 | 1 ml/Kg NaCl 9 ‰ | 1 ml/Kg NaCl 9 ‰ | Extrato 50mg/kg | Extrato 100mg/kg | Extrato 200mg/kg | Levamisole 30mg/kg |
| 4 | 1 ml/Kg NaCl 9 ‰ | Ciclofosfamida 40mg/kg | Extrato 50mg/kg *e após 15 minutos* Ciclofosfamida 40mg/kg | Extrato 100mg/kg *e após 15 minutos* Ciclofosfamida 40mg/kg | Extrato 200mg/kg *e após 15 minutos* Ciclofosfamida 40mg/kg | Levamisol 30mg/kg *e após 15 min* Ciclofosfamida 40mg/kg |
| 5 | 1 ml/K NaCl 9 ‰ | 1 ml/Kg NaCl 9 ‰ | Extrato 50mg/kg | Extrato 100mg/kg | Extrato 200mg/kg | Levamisole 30mg/kg |
| 6 | 1 ml/Kg NaCl 9 ‰ | Ciclofosfamida 40mg/kg | Extrato 50mg/kg *e após 15 minutos* Ciclofosfamida 40mg/kg | Extrato 100mg/kg *e após 15 minutos* Ciclofosfamida 40mg/kg | Extrato 200mg/kg *e após 15 minutos* Ciclofosfamida 40mg/kg | Levamisol 30mg/kg *e após 15 min* Ciclofosfamida 40mg/kg |

| 7 | 1 ml/K NaCl 9 ‰ | 1 ml/Kg NaCl 9 ‰ | Extrato 50mg/kg | Extrato 100mg/kg | Extrato 200mg/kg | Levamisol e 30mg/kg |
|---|---|---|---|---|---|---|
| 8 | 1 ml/Kg NaCl 9 ‰ | 1 ml/Kg NaCl 9 ‰ | Extrato 50mg/kg | Extrato 100mg/kg | Extrato 200mg/kg | Levamisol e 30mg/kg |
| 9 | 1 ml/Kg NaCl 9 ‰ | Ciclofosfa mida 40mg/kg | Extrato 50mg/kg *e após 15 minutos* Ciclofosfa mida 40mg/kg | Extrato 100mg/kg *e após 15 min* Ciclofosfa mida 40mg/kg | Extrato 200mg/kg *e após 15* minCiclofosf amida 40mg/kg | Levamisol 30mg/kg *e após 15 min* Ciclofosfa mida 40mg/kg |
| 10 | 1 ml/Kg NaCl 9 ‰ | 1 ml/Kg NaCl 9 ‰ | Extrato 50mg/kg | Extrato 100mg/kg | Extrato 200mg/kg | Levamisol e 30mg/kg |
| 11 | 1 ml/Kg NaCl 9 ‰ | Ciclofosfa mida 40mg/kg | Extrato 50mg/kg *e após 15 min* Ciclofosfa mida 40mg/kg | Extrato 100mg/kg *e após 15 min* Ciclofosfa mida 40mg/kg | Extrato 200mg/kg *e após 15 minutos* Ciclofosfami da 40mg/kg | Levamisol 30mg/kg *e após 15 min* Ciclofosfa mida 40mg/kg |
| 12 | 1 ml/Kg NaCl 9 ‰ | 1 ml/Kg/j NaCl 9 ‰ | Extrato 50mg/kg | Extrato 100mg/kg | Extrato 200mg/kg | Levamisol e 30mg/kg |
| 13 | 1 ml/Kg NaCl 9 ‰ | Ciclofosfa mida 40mg/kg | Extrato 50mg/kg *e após 15 min* Ciclofosfa mida 40mg/kg | Extrato 100mg/kg *e após 15 minutos* Ciclofosfa mida 40mg/kg | Extrato 200mg/kg *e após 15 minutos* Ciclofosfami da 40mg/kg | Levamisol 30mg/kg *e após 15 min* Ciclofosfa mida 40mg/kg |
| 14 | 1 ml/Kg | 1 ml/Kg NaCl 9 ‰ | Extrato 50mg/kg | Extrato 100mg/kg | Extrato 200mg/kg | Levamisol e 30mg/kg |

| | | | | | | |
|---|---|---|---|---|---|---|
| | NaCl 9 ‰ | | | | | |
| 21 | // | // | // | // | // | // |

a. <u>**Dia 14 (ou dia 21 se a experiência for efectuada ao longo de 3 semanas)**</u>: Contagem sanguínea.

b. <u>**Índice de órgãos**</u>: (mg/g) = peso do timo ou baço / peso corporal .

### 1.2. Índice fagocítico

| | G1 Dias normais | Modelo G2 | Extrato G3 50mg/kg | Extrato G4 100mg/kg | Extrato de G5 200mg/kg | G6 Tratamento positivo |
|---|---|---|---|---|---|---|
| 1 | 1 ml/Kg NaCl 9 ‰ | 1 ml/Kg/j NaCl 9 ‰ | Extrato 50mg/kg | Extrato 100mg/kg | Extrato 200mg/kg | Levamisole 30mg/kg |
| 2 | 1 ml/Kg /j de NaCl 9 ‰ | Ciclofosfamida 40mg/kg | Extrato 50mg/kg *e após 15 min* Ciclofosfamida 40mg/kg | Extrato 100mg/kg *e após 15 minutos* Ciclofosfamida 40mg/kg | Extrato 200mg/kg *e após 15* minCiclofosfamida 40mg/kg | Levamisol 30mg/kg *e após 15 min* Ciclofosfamida 40mg/kg |
| 3 | 1 ml/Kg NaCl 9 ‰ | 1 ml/Kg NaCl 9 ‰ | Extrato 50mg/kg | Extrato 100mg/kg | Extrato 200mg/kg | Levamisole 30mg/kg |
| 4 | 1 ml/Kg NaCl 9 ‰ | Ciclofosfamida 40mg/kg | Extrato 50mg/kg *e após 15 minutos* Ciclofosfamida 40mg/kg | Extrato 100mg/kg *e após 15 minutos* Ciclofosfamida 40mg/kg | Extrato 200mg/kg *e após 15 minutos* Ciclofosfamida 40mg/kg | Levamisol 30mg/kg *e após 15 min* Ciclofosfamida 40mg/kg |

| 5 | 1 ml/K NaCl 9 ‰ | 1 ml/Kg NaCl 9 ‰ | Extrato 50mg/kg | Extrato 100mg/kg | Extrato 200mg/kg | Levamisol e 30mg/kg |
|---|---|---|---|---|---|---|
| 6 | 1 ml/Kg NaCl 9 ‰ | Ciclofosfa mida 40mg/kg | Extrato 50mg/kg *e após 15 min* Ciclofosfa mida 40mg/kg | Extrato 100mg/kg *e após 15 minutos* Ciclofosfa mida 40mg/kg | Extrato 200mg/kg *e após 15 min* Ciclofosfami da 40mg/kg | Levamisol 30mg/kg *e após 15 min* Ciclofosfa mida 40mg/kg |
| 7 | 1 ml/K NaCl 9 ‰ | 1 ml/Kg NaCl 9 ‰ | Extrato 50mg/kg | Extrato 100mg/kg | Extrato 200mg/kg | Levamisol e 30mg/kg |
| 8 | 1 ml/Kg NaCl 9 ‰ | 1 ml/Kg NaCl 9 ‰ | Extrato 50mg/kg | Extrato 100mg/kg | Extrato 200mg/kg | Levamisol e 30mg/kg |
| 9 | 1 ml/Kg NaCl 9 ‰ | Ciclofosfa mida 40mg/kg | Extrato 50mg/kg *e após 15 min* Ciclofosfa mida 40mg/kg | Extrato 100mg/kg *e após 15 min* Ciclofosfa mida 40mg/kg | Extrato 200mg/kg *e após 15* minCiclofosf amida 40mg/kg | Levamisol 30mg/kg *e após 15 min* Ciclofosfa mida 40mg/kg |
| 10 | 1 ml/Kg NaCl 9 ‰ | 1 ml/Kg NaCl 9 ‰ | Extrato 50mg/kg | Extrato 100mg/kg | Extrato 200mg/kg | Levamisol e 30mg/kg |
| 11 | 1 ml/Kg NaCl 9 ‰ | Ciclofosfa mida 40mg/kg | Extrato 50mg/kg *e após 15 min* Ciclofosfa mida 40mg/kg | Extrato 100mg/kg *e após 15 minutos* Ciclofosfa mida 40mg/kg | Extrato 200mg/kg *e após 15 min* Ciclofosfami da 40mg/kg | Levamisol 30mg/kg *e após 15 min* Ciclofosfa mida 40mg/kg |
| 12 | 1 ml/Kg NaCl 9 ‰ | 1 ml/Kg/j NaCl 9 ‰ | Extrato 50mg/kg | Extrato 100mg/kg | Extrato 200mg/kg | Levamisol e 30mg/kg |

| 13 | 1 ml/Kg NaCl 9 ‰ | Ciclofosfamida 40mg/kg | Extrato 50mg/kg *e após 15 minutos* Ciclofosfamida 40mg/kg | Extrato 100mg/kg *e após 15 minutos* Ciclofosfamida 40mg/kg | Extrato 200mg/kg *e após 15 minutos* Ciclofosfamida 40mg/kg | Levamisol 30mg/kg *e após 15 min* Ciclofosfamida 40mg/kg |
|---|---|---|---|---|---|---|
| 14 | 1 ml/Kg NaCl 9 ‰ | 1 ml/Kg NaCl 9 ‰ e após 1h tinta da china 10ml/mg | Extrato 50mg/kg e após 1h tinta da China 10ml/mg | Extrato 100mg/kg e após 1h tinta da China 10ml/mg | Extrato 200mg/kg e após 1h de tinta da China 10ml/mg | Levamisol e 30mg/kg e após 1h de tinta da China 10ml/mg |
| 21 | // | // | // | // | // | // |

**a. Dia 14 <u>(ou dia 21 se a experiência for efectuada ao longo de 3 semanas)</u>:**

Os ratos são pesados. O sangue é colhido do plexo retro-orbital, utilizando capilares de vidro, nos tempos T1= 2 min e T2= 10 min. O sangue colhido (14 gotas) será adicionado a 4 ml de uma solução de carbonato de sódio a 0,1% ($Na_2 CO_3$ ). Esta solução permitirá a lise dos eritrócitos, de modo a que a absorvância da mistura possa ser lida a 675 nm por espetrofotometria.

- Índice fagocítico:

$$P = \frac{\ln DO1 - \ln DO2}{T2 - T1}$$

- Índice fagocítico corrigido:

$$CP = \sqrt[3]{P}\left(\frac{\text{body weight}}{\text{weight of( thymus + spleen)}}\right)$$

❖ Meia-vida de tinta da China.

$$T1/2 = \frac{0.963}{\mathrm{P}}$$

**b.** Esfregaço sanguíneo: será efectuado um esfregaço de sangue periférico e corado com MGG (MayGranwald/Giemsa) para cada rato em T1 = 2 min e T2 =10 min para evidenciar a presença e abundância de células fagocíticas no sangue dos animais (ratos ou ratinhos), confirmando assim os resultados expressos em índice fagocítico P, índice fagocítico corrigido CP e tempo de meia-vida T ½.

*Podem ser utilizados outros imunossupressores em função do objetivo do investigador. Assim, para além da ciclofosfamida, podem ser utilizados outros indutores de imunossupressão, tais como: corticosteróides, tacrolimus, ciclosporina, micofenolato. Tudo depende do que o investigador está à procura. A interpretação dos resultados deve, por conseguinte, ter em conta o medicamento utilizado, a duração da experiência, os animais, etc.*

### 1.3. Determinação da hipersensibilidade de tipo retardado (DTH) induzida por SRBC (Sheep Red Blood Cells) em ratos: teste de inchaço da almofada do pé

As espessuras das almofadas traseiras esquerda e direita devem ser medidas antes das injecções.

| Dias | G1 normal | Modelo G2 | Extrato de G3 50mg/kg | Extrato de G4 100mg/kg | Extrato de G5 200mg/kg |
|---|---|---|---|---|---|

| | | | | | |
|---|---|---|---|---|---|
| 1 | 1 ml/Kg NaCl 9 ‰ | 1 ml/Kg/j de NaCl 9 ‰ | Extrato 50mg/kg | Extrato 100mg/kg | Extrato 200mg/kg |
| 2 | 1 ml/Kg NaCl 9 ‰ | **2 ml de SRBC 2% (intraperitoneal para sensibilização)** | Extrato 50mg/kg *E após 15 minutos* **2 ml de SRBC 2% (intraperitoneal para sensibilização)** | Extrato 100mg/kg *E após 15 minutos* **2 ml de SRBC 2% (intraperitoneal para sensibilização)** | Extrato 200mg/kg *E após 15 minutos* **2 ml de SRBC 2% (intraperitoneal para sensibilização)** |
| 3 | 1 ml/Kg /j de NaCl 9 ‰ | 1 ml/Kg/j de NaCl 9 ‰ | Extrato 50mg/kg | Extrato 100mg/kg | Extrato 200mg/kg |
| 4 | 1 ml/Kg NaCl 9 ‰ | 1 ml/Kg/j de NaCl 9 ‰ | Extrato 50mg/kg | Extrato 100mg/kg | Extrato 200mg/kg |
| 5 | 1 ml/Kg NaCl 9 ‰ | 1 ml/Kg/j de NaCl 9 ‰ | Extrato 50mg/kg | Extrato 100mg/kg | Extrato 200mg/kg |
| 6 | 1 ml/Kg NaCl 9 ‰ | 1 ml/Kg/j de NaCl 9 ‰ | Extrato 50mg/kg | Extrato 100mg/kg | Extrato 200mg/kg |
| 7 | 1 ml/Kg NaCl 9 ‰ | 1 ml/Kg/j de NaCl 9 ‰ *e após 15 minutos* 0,02 ml de SRBC 20% (subcutâneo nas almofadas plantares | Extrato 50mg/kg *e após 15 minutos* 0,02 ml de SRBC 20% (subcutâneo nas almofadas plantares | Extrato 100mg/kg *e após 15 minutos* 0,02 ml de SRBC 20% (subcutâneo nas almofadas plantares | Extrato 200mg/kg *e após 15 minutos* 0,02 ml de SRBC 20% (subcutâneo nas almofadas plantares |

| | | | | | |
|---|---|---|---|---|---|
| | | traseiras direitas para induzir o ataque). | traseiras direitas para induzir o ataque). | traseiras direitas para induzir o ataque). | traseiras direitas para induzir o ataque). |

Após 24 horas, as espessuras das almofadas traseiras esquerda (CG) e direita (CD) foram novamente medidas com um paquímetro. O grau de DTH foi representado pela diferença de espessura das almofadas traseiras esquerda e direita antes e depois do ataque.

**Preparação do SRBC**

Foi colhido sangue fresco de ovelhas para um frasco estéril contendo a solução de Alsver (2% de dextrose, 0,8% de citrato de sódio, 0,05% de ácido cítrico e 0,42% de cloreto de sódio). Os glóbulos vermelhos de carneiro foram lavados três vezes em solução salina por centrifugação a 1500 rpm durante 5 minutos. O sobrenadante foi eliminado e os eritrócitos foram novamente lavados em tampão fosfato salino esterilizado (pH 7,5). Os leucócitos foram contados utilizando um contador de Neubauer e armazenados a 4°C para utilização no prazo de 4-6 horas.

## 2. Atividade anti-inflamatória

### 2.1. Avaliação da permeabilidade vascular induzida pelo ácido acético

| Dias | G1 normal | Extrato de G2 50mg/kg | Extrato de G3 100mg/kg | Extrato de G4 200mg/kg | G5 Tratamento positivo |
|---|---|---|---|---|---|
| 1 | 1 ml/Kg NaCl 9 ‰ | Extrato 50mg/kg | Extrato 100mg/kg | Extrato 200mg/kg | Diclofenac 30mg/kg |
| 2 | 1 ml/Kg NaCl 9 ‰ | Extrato 50mg/kg | Extrato 100mg/kg | Extrato 200mg/kg | Diclofenac 30mg/kg |
| 3 | 1 ml/Kg NaCl 9 ‰ | Extrato 50mg/kg | Extrato 100mg/kg | Extrato 200mg/kg | Diclofenac 30mg/kg |

| 4 | 1 ml/Kg NaCl 9 ‰ | Extrato 50mg/kg | Extrato 100mg/kg | Extrato 200mg/kg | Diclofenac 30mg/kg |
|---|---|---|---|---|---|
| 5 | 1 ml/Kg NaCl 9 ‰ | Extrato 50mg/kg e 0,2 ml de azul de Evans a 2% (IV) e ácido acético a 0,7% (v/v) em soro fisiológico (10 ml/kg) (via abdominal) | Extrato 100mg/kg e 0,2 ml de azul de Evans a 2% (IV) e 0,7% (v/v) de ácido acético em soro fisiológico (10 ml/kg) (via abdominal) | Extrato 200mg/kg e 0,2 ml de azul de Evans a 2% (IV) e ácido acético a 0,7% (v/v) em soro fisiológico (10 ml/kg) (via abdominal) | Diclofenac 30mg/kg e 0,2 ml de azul de Evans a 2% (IV) e ácido acético a 0,7% (v/v) em soro fisiológico (10 ml/kg) (via abdominal) |

Após 30 minutos, os ratos serão sacrificados sob anestesia com éter 50mg/kg por via intravenosa, depois a cavidade abdominal de cada animal deve ser lavada com 5 ml de solução salina normal. A solução de lavagem recolhida será centrifugada e a absorvância do sobrenadante será medida a 590 nm num leitor de microplacas.

## 2.2. Avaliação da redução da inflamação (edema) induzida pelo clorofórmio

- **Preventivo**

| Grupo 1 | 0,5 ml de água destilada |
|---|---|
| **Grupo 2** | 0,5 ml de extrato 50g/kg + 0,05 ml de $CHCl_3$ (após 30 min) |

| | |
|---|---|
| **Grupo 3** | 0,5 ml de extrato 100g/kg + 0,05 ml de $CHCl_3$ (após 30 min) |
| **Grupo 4** | 0,5 ml de extrato 200g/kg + 0,05 ml de $CHCl_3$ (após 30 min) |
| **Grupo 5** | 0,5 ml de indometacina 100mg/kg + 0,05 ml de $CHCl_3$ (após 30 minutos) |

**Observações:** Indometacina ou Diclofenac ou Ibuprofeno ou Naproxeno ou Aspirina ou Celecoxib ou Cetoprofeno ou Toradol ou Meloxicam

**Importante:** As interpretações devem ser feitas de acordo com o medicamento de referência utilizado, as doses, o animal...

- **Curativo**

| | |
|---|---|
| **Grupo 1** | 0,5 ml de água destilada |
| **Grupo 2** | 0,05 ml de $CHCl_3$ + 0,5 ml de extrato 50g/kg (após 30 minutos) |
| **Grupo 3** | 0,05 ml de $CHCl_3$ + 0,5 ml de extrato 100g/kg (após 30 minutos) |
| **Grupo 4** | 0,05 ml de $CHCl_3$ + 0,5 ml de extrato 200g/kg (após 30 minutos) |
| **Grupo 5** | 0,05ml $CHCl_3$ + 0,5ml indometacina 100mg/kg (após 30min) |

**Observações:** Indometacina ou Diclofenac ou Ibuprofeno ou Naproxeno ou Aspirina ou Celecoxib ou Cetoprofeno ou Toradol ou Meloxicam

**Importante:** As interpretações devem ser feitas de acordo com o medicamento de referência utilizado, as doses, o animal...

$$\% \text{O} = \frac{Pg - Pd}{Pd} \times 100$$

Pd é a média dos pesos da pata direita e Pg é a média dos pesos das patas esquerdas.

$$\% \ \% \text{ de redução do edema} = \frac{Ot - Oe}{Oe}$$

Ot é a % do edema de controlo e Oe é a % do edema de ensaio

### 2.3. Outros métodos de estudo das actividades anti-inflamatórias

- Inibição da desnaturação da albumina do ovo.
- Teste de estabilização da membrana (hemólise induzida por solução hipotónica, hemólise induzida pelo calor).

# Referências

Abood W., 2017. Imunomoduladores e Imunomoduladores Naturais. Journal of Allergy and Inflammation. pp :1.

Aichour Ridha, 2017. Efeitos imunomoduladores e hepatoprotetores em linfócitos humanos de extratos de Capparis spinosa. Tese de Doutorado em Ciências Área: Ciências Biológicas Opção: Bioquímica Universidade Ferhat Abbas Sétif 1/ Faculdade de Ciências Naturais e da Vida.

Aouissa Itian, W.R. (2002). Estudos das actividades biológicas e da toxicidade aguda do extrato aquoso das folhas de Mengifera Indica (Anacardiaceae); tese de doutoramento Universidade de Bamako, P: 48.

Dicionário Aquaportail, 2017 www.aquaportail.com. Acedido em 24 de janeiro de 2022.

Aribi B., Zerizer S., Kabouche.Z., Screpantic I., Palermo R., 2016. Efeito do extrato de óleo de Argania spinosa na proliferação e sinalização Notch1 e ERK1/2 de linhas celulares de leucemia linfoblástica aguda Tcell. Food and Agricultural Immunology. VOL. 27, NO. 3, 350-357.

Balkwill, F.R., Capasso, M., e Hagemann, T. (2012). O microambiente tumoral em um relance. J Cell Sci 125, 5591-5596.

Barden, Moghabdami, Mas, Phillips, Cleland, Mori, 2016. Mediadores especializados pró-resolução da inflamação na artrite inflamatória. https://www.ncbi.nlm.nih.gov/pubmed/27033423, abril de 2016.

Bouaziz Jean-David, Adèle de Masson, Hélène Le Buanec, Martine Bagot1 e Armand Bensussan, 2014. Linfócitos B reguladores: estado do conhecimento. Inserm U976, F-75475, Paris, França. Universidade Paris Diderot, Sorbonne Paris. Laboratório de Imunologia, Dermatologia e Oncologia, UMR-S 976, F-75475, Paris, França. Serviço de Dermatologia, Hospital Saint-Louis, 1, avenue Claude Vellefaux, 75010 Paris, França. Med Sci (Paris) 2014; 30:721-724.

Broeke T, Wubbolts R, Stoorvogel W., 2013. Apresentação de antígenos MHC classe II por células dendríticas reguladas por triagem endossomal. Perspectivas de Cold Spring Harbor em biologia. 2013;5(12):a016873.

Buckley RH, 2000. Doenças de imunodeficiência primária devidas a defeitos nos linfócitos. N Engl J Med; 343:1313-24.

Cemerski S, Shaw A, 2006. Sinapses imunitárias na ativação das células T. Curr Opin Immunol. 2006 Jun;18(3):298-304. doi: 10.1016/j.coi.2006.03.011. Epub 2006 Apr 17. PMID: 16603343.

Chatenoud, L, 2002. Células de imunidade. In: Immunology, from biology to the clinic. Paris, França: Flammarion Médicine-Sciences. 369 pp.

Chraa, D., Naim, A., Olive, D., e Badou, A., 2019. Subconjuntos de linfócitos T na imunidade ao cancro: Amigos ou inimigos. Jornal de Biologia de Leucócitos 105, 243-255.

CNPM (Colégio Nacional de Farmacologia Médica), 2018. CORTICOIDES: PONTOS ESSENCIAIS. Disponível em https://pharmacomedicale.org desde 30 de maio de 2018

Cohen, R., Romain, O., Levy, C., Perreaux, F., Decobert, M., Hau, I., Lécuyer,.A, Lesprit,E., Maman, L., Roullaud, S.( 1981). Impacto da proteína C-reactiva (PCR). Arch Ped, P: 13-38.

Conley M, Delacroix D. Imunoglobulina A intra-vascular e mucosa: dois sistemas de defesa imunitária separados mas relacionados? Ann Intern Med 1987; 106:892-9.

CoPath (Colégio Francês de Patologistas), 2011. A reação inflamatória

Davoust-Nataf Nathalie, 2021. IMUNIDADE INATA: BARREIRAS NATURAIS E REACÇÃO INFLAMATÓRIA. CICI (Centro Internacional de Investigação em Infeciologia), Lyon. Disponível em www.acces.ens-lyon.fr. Acedido em 24 de dezembro de 2021.

Dermane A, Kporvie AKG, Kindji KP, Metowogo K, Eklu-Gadegbeku K. Actividades imunomoduladoras e anti-inflamatórias do extrato hidro-etanólico das folhas de Securidaca longipedunculata Fresen. J Herbmed Pharmacol.2024;13(2):280-288. doi: 10.34172/jhp.2024.49352.

Dhama, K., Saminathan, M., Jacob, S.S., Singh, M., Karthik, K., . A., Tiwari, R., Sunkara, L. T., Malik, Y. S., e Singh, R. K. (2015). Efeito da Imunomodulação e dos Agentes Imunomoduladores na Saúde com alguns Princípios Bioactivos, Modos de Ação e Potentes Aplicações Biomédicas. Revista Internacional de Farmacologia 11, 253-290.

Domerego R., Imbert G., Blanchard C., 2006. Remèdes de la ruche : découvrez tous les bienfaits santé des produits de la ruche. Edições Alpen. PP: 23.

Dudek AM, Martin S, Garg AD, Agostinis P., 2013. Células dendríticas imaturas, semi-maduras e totalmente maduras: Em direção a uma interface de células DC-câncer que aumenta a imunidade anticâncer. Fronteiras em imunologia 2013, 4:438.

Dustin ML, 2001. Role of adhesion molecules in activation signaling in T lymphocytes. J Clin Immunol. 2001 Jul;21(4):258-63. doi:10.1023/a:1010927208180. PMID: 11506195.

Eldeen I.M.s., Staden J.Van. Inibição da ciclo-oxigenase e efeitos antimicobacterianos de extractos de plantas medicinais sudanesas. Centro de Investigação para o Crescimento e Desenvolvimento de Plantas, Escola de Ciências Biológicas e da Conservação, Universidade de Kwazulu-Natal Pietermaritzburg, Private Bag x01, Scoottsville 3209, África do Sul. Editado por JN Eloff.

Ellyard, J. I., Simson, L., e Parish, C. R. (2007). Imunidade anti-tumoral mediada por Th2: amigo ou inimigo? Antigénios de Tecidos 70, 1-11

Ferran Aude, 2013. Glucocorticóides e corticosteróides nos animais domésticos. Escola Nacional de Veterinária (ENV), Toulouse. Publicado por Dorothée Larrivee. Disponível em https://slidesplayer.fr

FIGARO, 2020. Mecanismo de ação da Filgrastina/Neupogénio/nivestim. Publicado em 24/11/2020. Disponível em www.sante.fr.

Fletcher MA, Klimas A, Morgan R, Gjereet G. (1992). Lymphocyte Proliferation. In Manual of Clinical Laboratory Immunology. Associação Americana de Microbiologia. Nova Iorque. pp. 213-219

Fridman, W.H., Pagès, F., Sautès-Fridman, C., e Galon, J. (2012). O contexto imunológico em tumores humanos: impacto no resultado clínico. Nature Reviews Cancer 12, 298-306

Gaignier Fanny, 2014. Modulação da imunidade adaptativa murina por microgravidade simulada, hipergravidade ou stress crónico ultraleve. TESE Apresentada e apoiada publicamente para a obtenção do título de DOUTOR. Escola Doutoral BioSE (Biologia-Saúde-Ambiente) DA UNIVERSIDADE DE LORRAINE, Major: "Ciências da Vida e da Saúde"

García-Lafuente A, Guillamón E, Villares A, Rostagno MA, Martínez JA. Flavonóides como agentes anti-inflamatórios: implicações no cancro e nas doenças cardiovasculares. Inflamm Res. 2009 Sep;58(9):537-52. doi:10.1007/s00011-009-0037-3. Epub 2009 Apr 21. PMID: 19381780.

Gordon Chalmers, 2017. O que são imunoestimulantes. Disponível em aviator-loft.com. Acedido em 22 de janeiro de 2022.

Griscelli Claude, 1970. Estudo da ação do C1740 sobre a proliferação linfoblástica e a quimiotaxia de células polinucleares humanas. Ficheiro AMM.

Grosgogeat H., 2009. Ma promesse anti-âge. Odile Jacob. PP :181

Gruffat Xavier, 2021. Inflamação. Retirado do boletim informativo da Havard Medical School, edição de outubro de 2020, dedicado à inflamação crônica, atualizado em 14 de setembro de 2021. Disponível em www.ceapharma.ch

Guidos C, 2006. Desenvolvimento do timo e dos linfócitos T: o que há de novo no século XXI? Immunol Rev;209:5-9.

Guo Ze, Hong-Yan Xu, Lu Xu, Sha-Sha Wang, Xue-Mei Zhang, 2016.□In vivo e in vitro imunomodulatry e efeitos antiinflamatórios de flavonoides totais como Astragalus. Afr J Tradit Complement Altern Med. (2016) 13(4):60-73 Doi:10.21010/ajtcam.v13i4.10 60

Halloran PF. Immunosuppressive drugs for kidney transplantation. N Engl J Med. 2004; 351(26):2715

Hermann D. Roger M., 1978. Tratamentos imunoestimulantes. R.P. 28, 41.
Jacquot Serge, Boyer Olivier, 2006. Heterogeneidade e funções dos linfócitos B no homem. MEDICINE/SCIENCES (Paris) 2006; 22: 1075-1080 Reviews Synthesis m/s n° 12, vol. 22, dezembro 2006

Jammal T. El, Gerfaud-Valentin M., Sève P., Jamilloux Y., 2019. Inibidores de JAK: Perspectivas em medicina interna. Universidade Claude-Bernard, Lyon, França. Disponível em www.sciencedirect.com

Jonard P, Rambaud J, Dive C., 1984. Secreção de imunoglobulinas e proteínas plasmáticas da mucosa jejunal: taxa de transporte e origem da imunoglobulina polimérica A. J Clin Invest 1984; 74:525-35.

Juneau Martin, 2017. Medicamentos anti-inflamatórios não esteróides e risco cardiovascular. Instituto de Cardiologia/Instituto do Coração de Montreal, Faculdade de Medicina, Universidade de Montreal. Disponível em https://observatoireprevention.org

Juyal PD, Singla LD. (2001). Abordagens imunomoduladoras e terapêuticas à base de plantas para controlar infecções parasitárias no gado. Índia: Departamento de Parasitologia Veterinária. Faculdade de Ciências Veterinárias. Universidade Agrícola de Punjab. pp. 1-8.

Karp G., 1999. Biologia celular e molecular: Conceitos e experiências. 2ª Ed. John Wiley and Sons. Nova Iorque.

Koneispayeva G., Fay B., Loiseau G., 2009. A composição do leite meta-análise de dados lituatul. Jornal de composição e análise de alimentos. 22. pp: 25- 101.

Korn, T., Bettelli, E., Oukka, M., e Kuchroo, V.K. , 2009. IL-17 e células Th17. Annu. Rev. Immunol. 27, 485-517.

Lacavé-Lapalun M. Jean-Victor, 2013. Resposta imunitária induzida pela irradiação colorrectal: manipulação terapêutica dos "toll like receptors". Tese de doutoramento. P 30. . Apoiado em 16 de maio de 2013

Laurent PE., 1988. Indução e regulação da reação inflamatória sistémica. Ann Biol Clin (Paris). 1988;46(5):329-35. Francês. PMID: 3138927.

Legendre C., Zuber J., Anglicheau D., Le quintrec M., Martinez F., Mamzer-Bruneel M.-F., Thervet E., 2007. Imunossupressão no transplante renal. Departamento de transplante renal de adultos, Hopital Necker, 149, rue de Sèvres, 75015 Paris, França. Disponível em www.sciencedirect.com

Léséleuc Louis, 2001. Estudo comparativo da modulação da imunidade por bactérias lácticas. Tese apresentada ao centro de investigação em saúde humana do Institut national de la recherche scientifique (INRS) Armand-Frappier como requisito parcial do programa de mestrado em virologia e imunologia. Universidade do Québec.

Li, H., e Rostami, A., 2010. IL-9: biologia básica, vias de sinalização em células T CD4+ e implicações para a autoimunidade. J Neuroimmune Pharmacol 5, 198-209

Lieberman, J., 2003. The ABCs of granule-mediated cytotoxicity: new weapons in the arsenal. Nat. Rev. Immunol. 3, 361-370.

Ma, Q.-Y., Huang, D.-Y., Zhang, H.-J., Chen, J., Miller, W., e Chen, X.-F., 2016. A função das células T auxiliares foliculares está comprometida e correlaciona-se com o tempo de sobrevivência no cancro do pulmão de células não pequenas. Int. Immunopharmacol. 41, 1-7

Manciaux M.A., 1993. Terapêutica medicamentosa em geriatria. Anti-inflamatórios não esteróides e analgésicos. Ed Masson 1993: 115-118.

Matsumoto K, Appiah-Pippim J, Schleimer RP, Bickel CA, Beck LA, Bochner BS, 1998. CD44 e CD69 representam diferentes tipos de marcadores de ativação da superfície celular para os eosinófilos humanos. Am J Respir Cell Mol Biol. 1998 Jun;18(6):860-6. doi:10.1165/ajrcmb.18.6.3159. PMID: 9618391.

Mauri, C., e Bosma, A., 2012. Função reguladora imunológica das células B. Annu. Rev. Immunol. 30, 221-241.

Mellman I., 2013. Células dendríticas: reguladores principais da resposta imunitária. Investigação em imunologia do cancro, 1(3):145-149.

Meunier Lucy, Dominique Larrey, 2018. Notícias sobre a hepatotoxicidade dos anti-inflamatórios não esteróides. Hospital Saint Eloi, Departamento de Hepatogastroenterologia e Transplantação, 80 avenue Fliche, 34295 Montpellier Cedex 5, França 2 INSERM 1183. P.239.

Michel F.B., Dussourd D'hinterland L., Pinel L. Guendon R., Guerero A.J., Mouton M. e Bansard J.P, 1977. Prevenção da infeção respiratória bacteriana por uma combinação de ribossomas bacterianos e adjuvantes de membrana. Avaliação objetiva da resposta e estimulação imunológica. Rev. Franc. Allerg. 1Z: (4B), 83-92.

Mirandole, 2020. Diferença entre imunidade inata e imunidade adaptativa. Disponível em www.jeretiens.net

Mogensen TH, 2009. Reconhecimento de agentes patogénicos e sinalização inflamatória nas defesas imunitárias inatas. Clinical microbiology reviews, 22(2):240-273.

Morel Jacques e Berthelot Jean-Marie, 2019. A célula T: da teoria à prática. CHU Lapeyronie, Montpellier CHU Nantes. Capítulo 2 de Immunopathology for the clinician.

Morelon Emmanuel, 2001. Rapamicinas, novos imunossupressores: dos mecanismos de ação às aplicações clínicas. Medicina terapêutica. 2001;7(2):152-6.

Morelon Emmanuel, 2012. As principais classes farmacológicas de imunossupressores, Diferentes protocolos. Departamento de Transplantação INSERM U 851 Hospital Edouard Herriot, Lyon, França CUEN.

Paulino Mury, 2018. Mecanismo e impacto da atividade física e do sedentarismo nos fatores de risco biológicos para instabilidade da placa aterosclerótica carotídea. Tese de doutorado, maio de 2018. LIBM (Laboratório Interuniversitário de Biologia Motora); Fisiologia, Universidade de Lyon. Disponível em https://archives-ouvertes.fr

Nielsen H., 1984. Biostin, um extrato de glicoproteína de K. p., aumenta a atividade microbicida dos monócitos do sangue hurnano (Submitted to infection and Innunity).

Nuhrich Alain, 2015. Os anti-inflamatórios não esteróides (AINEs). UFR (Unidade de Formação em Investigação) de Ciências Farmacológicas, Universidade de Bordéus. Disponível em http://unt-ori2.crihan.fr julho de 2015.

Patrick G.L., Winter H.D., Langenaeker W., Tollenaere J.P. 1995. Computational Medicinal Chemistry for Drug Discovery. Marcel Dekker, Nova Iorque.

Picard B e Bauchart D., 2010. Muscle et viande de ruminant. Edições Quae. PP : 275.

Pillou Jean-François, 2015. Imunomodulação - Definição. Revista da Mulher (sante-medecine.journaldesfemmes.fr). Última atualização em 24 de julho de 2015 às 16:28h.

Imprensa da Universidade de Cambridge, 2000. Mecanismo de ação da ciclosporina ou Tacrolimus (FK506).

Prieto-Perez, T Cabaleiro, E Dauden e F Abad-Santos, 2013. Polimorfismos genéticos que podem prever a resposta à terapia anti-TNF em pacientes com psoríase e doenças autoimunes relacionadas. The Pharmacogenomics Journal (2013) 13, 297-305. Macmillan Publishers Limited.

Prin L., Hachulla, E., Hennache, B., Bonnotte, B., Dubucquoi, S., Abbal, M., Faure, G., Bouletreau, P. (2009). Micrométodo para a gestão de crianças febris em emergências pediátricas. lille: P 8-12.

Prin Lionel, Gilbert Faure, Guislaine Carcelain, 2016. Estrutura e organização geral do sistema imunitário. Página 5-6

Rammaert Blandine, Lortholary Olivier, 2010. Imunossupressores e antifúngicos Uma interação por vezes positiva! Institut Pasteur du Cambodge, unidade de epidemiologia e saúde pública, 5, boulevard Monivong, BP 983, Phnom Penh, Reino do Camboja/ departamento de doenças infecciosas e tropicais, Centro de Infeciologia Necker-Pasteur, Universidade Paris-Descartes, Hospital Necker-Enfants Malades, 149, rue de Sèvres, 75743 Paris Cedex 15, França, Centro Nacional de Referência de micologia e antifúngicos, unidade de micologia molecular, Institut Pasteur, Paris, França. MEDICINA/CIÊNCIAS 2010; 26:747-52. Artigo disponível no sítio http://www.medecinesciences.org ou http://dx.doi.org/10.1051/medsci/2010268-9747.

Rasamindrakotroka Andry, 2013. Moléculas anti-inflamatórias. Faculdade de Medicina da Universidade de Antananarivo, Madagáscar. Disponível em andryrasamindrakotroka.e-monsite.com

Revillard, J.-P., 2001. Imunologia. Bruxelas, Bélgica: Universidade De Boeck.595 p. Robyt, J.F., 1998. Essentials of Carbohydrate Chemistry. Nova Iorque, E.U.A.: SpringerVerlag, Inc. 399 p.

Rousselet, M.C., Vignaud, J.M., Hofman, P., Chatelet, F.P. (2005). Inflamação e patologia inflamatória. Edição AFECAP. P: 4-7.

Sagar Aryal, 2022. Imunidade inata vs imunidade adaptativa-Definição e 29 diferenças

Sagrawat H, Khan Y. (2007). Plantas Imunomoduladoras. A Phytopharmacological Review. Pharmacognosy Reviews 1:248-260.

Satthaporn S, Eremin O: Células dendríticas (I): Biological functions. Journal of the Royal College of Surgeons of Edinburgh 2001, 46(1):9-19.

Shi, W., Dong, L., Sun, Q., Ding, H., Meng, J., e Dai, G., 2018b. As células T auxiliares foliculares promovem as funções efetoras das células T CD8 + através do fornecimento de IL-21, que é regulado negativamente devido à supressão mediada por PD-1 / PD-L1 no câncer colorretal. Exp. Cell Res. 372, 35-42

Sigal LH., 2005. Ciência básica para o clínico 30: A sinapse imunológica. J Clin Rheumatol. 2005 Aug;11(4):234-9. doi: 10.1097/01.rhu.0000173619.23349.09. PMID: 16357766.

Simões IT, Aranda F, Carreras E, Andrés MV, Casadó-Llombart S, Martinez VG, Lozano F., 2017. Efeitos imunomoduladores do CD5 solúvel em modelos tumorais experimentais. Oncotarget. 2017 Nov 20;8(64):108156-108169. doi:10.18632/oncotarget.22564. PMID: 29296231; PMCID: PMC5746133.

Steiner S, Becker SC, Hartwig J, Sotzny F, Lorenz S, Bauer S, Löbel M, Stittrich AB, Grabowski P, Scheibenbogen C, 2020. Variantes de risco relacionadas à autoimunidade em PTPN22 e CTLA4 estão associadas a ME / CFS com início infecioso. Front Immunol. 2020 abril 9; 11: 578. doi: 10.3389 /fimmu.00578. PMID: 32328064; PMCID: PMC7161310.

Takada H., Tsujimoto M., Ogavia T, 1982. Actividades imunomoduladoras de Biostin. Excerpta medical, Amesterdão, 266-269.

Thomas Boulanger, 2017. Farmacologia dos anti-inflamatórios. IFSI, 6 de dezembro de 2017.

Togashi, Y., Shitara, K., e Nishikawa, H., 2019. Células T reguladoras na imunossupressão do câncer - implicações para a terapia anticâncer. Nature Reviews Clinical Oncology 16, 356-371

Vane J.R., 1971. Inibição da síntese de prostaglandinas como mecanismo de ação de fármacos semelhantes à aspirina. Nature New Biol 1971; 231:232-5.

VIDAL, 2013. Tacrolimus: mecanismo de ação. Atualizado a 16 de janeiro de 2013 Disponível em www.vidal.fr

VIDAL, 2015. substância ativa ciclosporina: mecanismo de ação. Atualizado: 30 de junho de 2015. Disponível em www.vidal.fr

Weiss Laurance, 2020. Fundamentação e mecanismo de ação dos imunossupressores. Departamento de Imunologia Clínica, Hospital Europeu Georges Pompidou. Universidade Descartes, Sorbonne Paris citada.

Ye Fan, 2017. O efeito imunomodulador das células estaminais mesenquimais e dos seus exossomas na atividade dos linfócitos. Imunologia. Universidade de Paris Saclay (COMUE). Francês. NNT: 2017SACLS194ff. tel-02275798

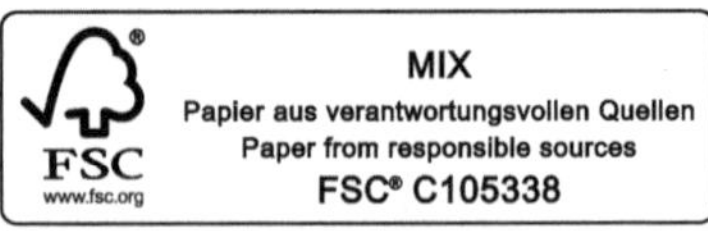


Printed by Books on Demand GmbH, Norderstedt / Germany